AF610966

Couverture conservée [handwritten] 12

DE LA VACCINE

ET

DE LA NÉCESSITÉ DES REVACCINATIONS,

PAR

M. A. CLAUZURE,

DOCTEUR EN MÉDECINE, CHIRURGIEN DES HOSPICES ET DES PRISONS DE LA VILLE D'ANGOULÊME, MÉDECIN DES GARES DU CHEMIN DE FER D'ORLÉANS, SECTION D'ANGOULÊME A BORDEAUX; MEMBRE TITULAIRE DE LA SOCIÉTÉ MÉDICALE DE LA ROCHELLE, DE LA SOCIÉTÉ DE MÉDECINE ET CHIRURGIE PRATIQUES DE MONTPELLIER; MEMBRE CORRESPONDANT ET LAURÉAT DE LA SOCIÉTÉ DES SCIENCES MÉDICALES ET NATURELLES DE BRUXELLES, DE L'ACADÉMIE DE L'ENSEIGNEMENT DE PARIS (CLASSE DES SCIENCES), EX-CHIRURGIEN MILITAIRE, ETC., ETC.

Angoulême,

IMPRIMERIE DE J. LEFRAISE ET Ce,

Rue du Marché, 6.

1853.

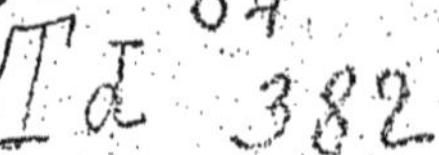

Td 64 382

DE LA VACCINE

ET

DE LA NÉCESSITÉ DES REVACCINATIONS.

AU MEILLEUR ET AU PLUS SINCÈRE DE MES AMIS,

ANTONY CHENEUSAC,

Ex-Maire de la Ville d'Angoulême.

Témoignage de la plus vive et de la plus durable affection.

Dr CLAUZURE.

DE LA VACCINE

ET

DE LA NÉCESSITÉ DES REVACCINATIONS,

PAR

M. A. CLAUZURE,

DOCTEUR EN MÉDECINE, CHIRURGIEN DES HOSPICES ET DES PRISONS DE LA VILLE D'ANGOULÊME, MÉDECIN DES GARES DU CHEMIN DE FER D'ORLÉANS, SECTION D'ANGOULÊME A BORDEAUX; MEMBRE TITULAIRE DE LA SOCIÉTÉ MÉDICALE DE LA ROCHELLE, DE LA SOCIÉTÉ DE MÉDECINE ET CHIRURGIE PRATIQUES DE MONTPELLIER; MEMBRE CORRESPONDANT ET LAURÉAT DE LA SOCIÉTÉ DES SCIENCES MÉDICALES ET NATURELLES DE BRUXELLES, DE L'ACADÉMIE DE L'ENSEIGNEMENT DE PARIS (CLASSE DES SCIENCES), EX-CHIRURGIEN MILITAIRE, ETC., ETC.

BIBLIOTHÈQUE IMPÉRIALE IMPR.

Cave, liber, et timidâ circonspice mente,
Et satis à mediâ sit tibi plebe legi.

Ovide, *Eligia I, liber I, ad librum.*

La vaccine, cette découverte de Jenner, n'est que la découverte d'un fait nosologique, connu de temps immémorial dans les montagnes d'*Ecosse*, dans l'*Inde* et dans la *Chine*. C'est encore un point de doctrine sur lequel le peuple a devancé le savant. (Voyez le livre de Jenner publié en 1793, sous le titre de *Recherches sur les Causes et les Effets de la Variole vaccinale.*) Lettre de *Bruce* dans les *Annales de Chimie et de Physique*, t. X, mars 1819.

Raspail, *Histoire de la Santé et de la Maladie*, t. II, p. 382.

Le vice général de nos systèmes scientifiques tient à ce que leurs auteurs n'ont envisagé les objets dont ils s'occupent que sous un seul de leurs rapports; de quelque importance qu'il puisse être, la considération sera toujours insuffisante.

Richerand, *Erreurs populaires*, p. 207.

Quoique la vaccine ait été l'objet de nombreux travaux scientifiques, le sujet est loin d'être épuisé. Je viens aujourd'hui livrer à la publicité le résultat de mes recherches et de mes réflexions sur cette importante question.

La vaccine est, sans contredit, une des plus belles et des plus fécondes découvertes de l'homme ; les résultats qu'elle a produits sont assez nombreux et assez concluants pour ne plus laisser place au doute sur son efficacité. Et cependant, à notre époque encore, il existe des préjugés ridicules et barbares qui s'opposent à sa propagation. Ainsi, au milieu des campagnes de quelques départements, du plus grand nombre peut-être, si vous parlez de vacciner les enfants, vous verrez aussitôt s'élever un nuage sur votre tête, l'orage gronder et vous menacer quelquefois, si vous ne vous éloignez pas au plus vite. Les idées fausses touchant la pratique vaccinale ne sont pas les mêmes dans tous les pays. Dans quelques endroits, au nom de vaccinateur est attaché une épithète d'empirisme comme celle qui ternit l'arracheur de dents et le vendeur de baumes. Ailleurs, d'honnêtes parents vous disent que le virus-vaccin est un poison et que, pour tout l'or du Pérou, pour toutes les plus belles charges de l'État, pour le plus beau domaine de leur commune, ils ne souffriraient pas qu'on l'inoculât à leurs enfants ; que la petite-vérole est une de ces maladies comme il y en a tant d'autres, et qu'avec des drogues inoffensives, de bons bouillons et des clystères, ils en guériront leurs enfants, sans jamais avoir la crainte de la voir revenir ; que c'est une indisposition plutôt qu'une véritable maladie ; qu'elle ne paraît qu'une fois, et que ceux qu'elle a frappés et défigurés en sont exempts pour toute leur vie ; que, du reste, ni eux, ni leurs pères, ni aucun de leurs aïeux n'ont eu la picote, quoique n'ayant pas été vaccinés, et qu'ils espèrent bien avoir le même bonheur; que ce pus (le vaccin) qu'on introduit dans le sang est presque toujours la cause déterminante de toutes les maladies qui affligent l'espèce humaine (1); que l'enfant un tel, fils de *Pierre*, de *Jacques*, de *François* ou de M. X., est mort pour avoir été vacciné, car auparavant il jouissait de la santé la plus florissante; qu'on jette des sorts aux enfants que l'on vaccine, et qu'ensorcelés d'une aussi affreuse manière, il est très difficile, pour ne pas dire impossible, de chasser le *diable* introduit dans le corps de l'enfant au moyen de la lancette. Dernièrement encore, aux environs d'*Angoulême*, un semblable motif me fut donné par un paysan, père de trois enfants non encore vaccinés et dont le plus jeune avait sept ans; je parvins cependant, mais avec difficulté, à leur inoculer le virus-vaccin. On ne saurait enfin se faire une idée du préjugé absurde qui frappe de réprobation la vaccination, des peines et des ennuis qu'éprouve tous les jours celui qui se dévoue à sa propagation, du peu de succès qu'il obtient malgré son courage, sa persévérance et sa

---

(1) Dans une lettre adressée à MM. les membres de l'Académie royale de médecine sur cette question : « Est-il certain que la vaccine exerce une influence favorable sur la santé publique et la population du royaume? » M. Eymard dit en propres termes qu'elle n'en préserve que trop, c'est-à-dire qu'elle substitue à la place de la maladie qu'elle prévient d'autres maladies non moins graves, telles que la fièvre cérébrale, le croup, la phthisie, le rachitisme, etc., etc., etc.

Comme M. Bousquet s'est chargé de répondre à M. Eymard nous renvoyons à la *Revue médicale*, p. 401, 1828.

bonne volonté, des mécomptes qu'il enregistre et des sottises qu'il garde pour lui.

« Comme celles de l'hydre affreuse qui habitait les marais de Lerne (dit Richerand : *Erreurs populaires relatives à la Médecine*), les cent têtes de l'erreur renaissent et se reproduisent avec une effrayante activité; il faudrait, pour les détruire, la force plus qu'humaine du fils de Jupiter et d'Alcmène. Redites mille fois aux hommes, répétez-leur jusqu'au dégoût que l'inoculation de la vaccine n'introduit aucun germe fâcheux dans la masse de nos humeurs; que cette incommodité ne mérite presque pas le nom de maladie; qu'il est sans exemple qu'un individu vacciné ait eu la petite-vérole (véritable); qu'une expérience de quinze années (le livre de Richerand est de 1810), faite sur plusieurs centaines de mille individus, en tous les lieux de la terre et dans les circonstances les plus variées, n'a pas démenti une seule fois ces résultats, vous en serez moins écoutés que si vous leur montriez une route certaine pour gagner la plus petite somme; annoncez à l'un d'entre eux une semblable découverte, vous les verrez tous se précipiter et montrer une ardeur égale à l'indifférence avec laquelle ils reçoivent l'inestimable bienfait de la vaccine. »

Tout médecin, pédicure, dentiste, propriétaire, avocat ou maître d'école qui vaccine, a été à même de voir de ses propres yeux ce que j'avance. Il n'est pas un d'entre eux, je puis l'assurer, qui, dans sa pratique vaccinale, n'ait eu vingt fois l'occasion de briser avec dépit et la lancette et le tube de vaccin, tant sont grandes à cet égard l'ignorance et l'opiniâtreté de nos paysans.

Ce n'est pas encore parmi la classe des cultivateurs seulement que se rencontre cette répugnance pour la propagation de la vaccine : le peuple des villes, le moins éclairé, il est vrai, éprouve également la même aversion pour ce bienfait. Il faut avouer cependant que, depuis quelques années, les résultats ont été bien plus satisfaisants que ceux des années précédentes ; mais quel travail, quel dévouement il faut à celui qui s'occupe sérieusement de cette propagation ! Quelques personnes placées dans les hautes régions administratives se récrient lorsqu'en conseil il s'agit de voter une somme de 2 à 3,000 fr. pour récompenser les vaccinateurs. Hélas ! que sont ces 3,000 fr. répartis entre vingt-neuf médecins vaccinateurs, tous hommes devant être dévoués, devant remplir leur mission avec zèle et désintéressement ? En moyenne 100 fr. chacun. Et quel est le docteur en médecine qui veuille et perdre son temps et s'épuiser de fatigues pour si peu ? On nous dira que nos missions sont ou doivent être le plus souvent honorifiques, et que plus un état est noble, plus il oblige. J'en conviens ; mais ce que j'ajouterai, c'est qu'en obligeant sans cesse, il rentrera peu de pain à la maison, et que sans pain il est bien difficile de vivre. Puis, et pour parler sans métaphores et sans esprit de lucre, je me permettrai d'ajouter qu'il serait aussi quelquefois juste de faire supporter aux autres corps d'état ce dont on nous accable. Que donne-t-on, en effet, à un médecin chargé de voir, de soigner nuit et jour cinq ou six cents familles de malheureux? Rien ! Que donne-t-on à celui qui, sacrifiant sa vie, celle de sa femme et de ses enfants, va dans les foyers épidémiques porter les secours de son art? Rien ! Que donne-t-on à l'homme qui, par son mérite ou le concours, arrive à la première place d'un hôpital de province?... Rien ou presque rien !

Cette place vous met en relief et vous fait connaître, disent les heureux et les sceptiques. Que répondre à de pareils arguments? Que diraient un avoué, un banquier, un industriel si vous alliez leur proposer d'exercer quelques-unes de leurs fonctions avec un peu moins de rigueur (financièrement parlant) que celle qu'ils emploient fréquemment? Ils vous riraient au nez ou vous feraient citer devant leur suprême tribunal comme atteint, tout au moins, d'aliénation mentale, entraînant interdiction. Il n'y a donc que nous, pauvres hères, nous dont la moitié de la vie se passe à respirer les odeurs fétides et le souffle empesté des malades, nous que ni la pluie, ni le vent, ni l'orage n'arrêtent, qu'on grève et surcharge d'impositions indirectes. Hélas ! nous avons toujours été traités de la sorte. Après avoir bien ri de notre ministère, après l'avoir traîné sur les planches et sur les places (1), on nous en a fait

(1) L'homme se venge de l'espèce d'empire que la médecine exerce sur lui. Sain et sauf, il donne des coups de pied à l'idole qu'il encensait pendant la maladie. Cet art a, en effet, quelque chose de tyrannique. Ni la jeunesse, ni la fortune, ni l'esprit, ni le rang, ni la beauté ne peuvent se soustraire à sa domination, et le potentat comme l'esclave sont forcés à chaque instant de s'y soumettre.

une couronne d'épines et de ronces, on nous réduit à vivre au jour le jour, comme le manœuvre, sans espoir de jamais rien laisser pour l'avenir de nos enfants.

Ce que je dis là n'est pas de la rêverie ni de la satire contre les autres états de la société ; ce n'est pas non plus dans le but de faire le panégyrique des médecins de France. Loin de moi une pareille idée ; mais les faits sont trop nombreux et trop patents pour que je les passe sous silence.

La vaccine, comme la plupart des médicaments qui peuplent nos formulaires, est le résultat de l'empirisme et dû au plus grand des hasards (1). On pense généralement que c'est à Jenner que l'on est redevable de sa découverte et de la précieuse propriété qu'il possède de prévenir le développement de la petite-vérole ; mais c'est à un Français que revient cette part si belle de gloire attribuée à l'illustre vaccinateur anglais, et malgré les services que ce grand homme a rendus à l'humanité, la justice et la vérité se réunissent pour recommander à la postérité le nom du modeste Rabaud-Pommier, ministre du saint Evangile à Montpellier.

C'est en 1781 que l'idée première de la possibilité du transport d'une éruption du pis de la vache sur l'homme, fut émise par un Français, en présence d'un médecin anglais, qui la communiqua à Jenner. Voici comment le fait est rapporté par Chaptal, dont le nom seul garantit l'exactitude :

« Rabaud-Pommier, ministre protestant à Montpellier,

(1) Le docteur d'Huc, *Hygiène de l'Enfance*, p. 159, 1830.

avant la révolution, avait été frappé de ce que, dans le Midi, on confondait sous le nom de *picote* la petite-vérole de l'homme, le claveau des moutons, etc. Il en parlait un jour à un agriculteur des environs qui lui dit l'avoir observé aussi sur le trayon des vaches, et il ajouta que le cas était cependant rare et la maladie très bénigne. A cette époque, vivait à Montpellier un négociant de Bristol, qui, depuis plusieurs années, venait, avec le docteur Pew, médecin anglais, y passer les hivers. Rabaud, qui s'était lié intimement avec eux, leur fit observer, un jour que la conversation roulait sur l'inoculation, qu'il serait probablement avantageux d'inoculer à l'homme la picote des vaches, parce qu'elle était constamment sans danger. On disserta longtemps sur cet objet, et le docteur Pew ajouta qu'aussitôt qu'il serait de retour en Angleterre, il proposerait ce nouveau genre d'inoculation à son ami Jenner. »

Quelques années après, en 1797, Rabaud, entendant parler de la découverte de la vaccine, crut voir réaliser la proposition qu'il avait faite et écrivit à M. Ireland pour lui rappeler leur conversation à ce sujet. Ce négociant lui répondit par deux lettres, dont Chaptal avait lu les originaux, qu'il se rappelait fort bien tout ce qui avait été dit à Montpellier, la promesse qu'avait faite le docteur de parler à Jenner; mais il ne disait pas ce qu'avait pu faire M. Pew à son retour en Angleterre.

De tous ces faits il faut conclure, avec M. Husson, que les Anglais se sont approprié tout le mérite d'une découverte dont la première pensée leur a été donnée par un Français et dont l'étude et la juste appréciation ont été, même de leur aveu, plus rigoureusement suivies parmi nous qu'au-delà du détroit.

C'est au vertueux duc de La Rochefoucauld-Liancourt que la France est redevable de l'inestimable bienfait de l'inoculation vaccinale, qu'il rapporta de la terre d'exil, où les troubles de la patrie l'avaient forcé d'aller chercher un asile. Il fit connaître à Thouret les succès dont il avait été témoin en Angleterre. Thouret accueillit avec empressement les idées de La Rochefoucauld, et ouvrit une souscription ayant pour but la propagation de la vaccine, dont la découverte intéressait si puissamment l'humanité. L'administration, par les soins du préfet de la Seine, y prit part et encouragea cet élan philanthropique; les progrès de la vaccine en devinrent plus rapides et en même temps plus assurés, malgré une vive opposition, qui a sans doute beaucoup diminué depuis lors. (Il a bien fallu, après tant d'années de succès, se rendre à l'évidence.)

Comme nous venons de l'avancer, la vaccine a pour but unique d'empêcher la petite-vérole de se manifester avec les symptômes effrayants qu'elle présentait avant la découverte merveilleuse de Rabaud-Pommier, et qu'elle offre encore aujourd'hui chez ceux qui n'ont pas voulu se soumettre à l'inoculation du virus provenant du coupox ou des boutons de vaccine. On voyait alors apparaître une fièvre violente, une anxiété insupportable, une soif ardente, des nausées, des vomissements, du délire, etc., etc. Vers le troisième jour habituellement, l'éruption commençait et était alors annoncée, par quelques efflorescences rosacées, augmentant d'intensité du sixième au septième jour et restant ainsi pendant toute la durée de la maladie. A mesure que l'éruption s'opérait, la face, couverte de pustules, se gonflait considérablement; les paupières se fermaient, de manière que le malade perdait la faculté de voir; la salive devenait visqueuse et sortait à peine de la bouche; souvent une diarrhée opiniâtre épuisait les malades; les boutons restaient stationnaires et les malheureux succombaient. Souvent aussi les boutons, sans cause connue, disparaissaient en peu d'heures, et la poitrine ou tout autre organe important devenait le siége d'affections d'autant plus graves que la médecine avait peu d'armes pour les combattre.

Aujourd'hui que cette terrible maladie s'est identifiée avec nos localités, aujourd'hui qu'on la connaît mieux qu'on ne l'a jamais connue, elle ne présente plus la même gravité; cependant la quantité de victimes qu'elle fait encore chaque année mérite notre attention et celle des parents, auxquels nous ne saurions trop conseiller de suivre scrupuleusement nos avis, c'est-à-dire de profiter des bienfaits de la vaccine, remède unique et souverain contre cette désastreuse affection.

Quelques familles, d'une extrême irritabilité nerveuse, s'effraient de l'opération chirurgicale nécessaire à l'inoculation du virus-vaccin et se refusent à cette opération, quoique persuadées de son utilité. Il n'est cependant rien de plus simple, et une telle susceptibilité nous semble pour le moins extraordinaire. Est-ce le mot opération qui choque leurs oreilles? Est-ce la gouttelette de sang qui s'échappe du bras de leur enfant après la piqûre? Est-ce la douleur qu'ils redoutent? Eh! mon Dieu, rien de tout cela ne doit les effrayer; rien de tout cela n'existe; rien n'est plus simple et moins douloureux que cette piqûre, et nous pouvons affirmer qu'une égratignure, une épine enfoncée dans le bout du doigt fait bien plus de mal que le fer de la lancette, préalablement bien effilé, bien tranchant, et dont la main de l'opérateur rend l'introduction dans les tissus superficiels bien plus facile et bien plus prompte. S'il en était autrement, croyez-vous que les bergers des montagnes du Valais, des frontières espagnoles et de l'Italie s'inoculeraient par plaisir ou par habitude le virus-vaccin non-seulement avec des épingles, mais encore avec des morceaux de bois taillés *ad hoc?* Non! Et cela est si vrai, qu'ils se pratiquent une telle opération chaque année, en riant, dans leur temps de repos et les jours de grande fête, comme si Dieu devait veiller à la réussite de leur cure.

L'opération pratiquée, ce qui se fait habituellement pendant les beaux jours, quoiqu'il soit indifférent de vacciner en toute saison, surtout si une épidémie de petite-vérole inspirait des craintes sérieuses, la vaccination peut être ajournée jusque vers le deuxième ou troisième mois. Il résulte, en effet, du relevé des varioles donné par M. Mathieu dans l'*Annuaire des Longitudes*, que la petite-vérole est infiniment rare de la naissance à six mois. Sur les nouveau-nés de trois à quatre jours, la vaccination manque ordinairement deux fois sur trois; elle réussit quatre-vingt-dix-huit fois sur cent, six semaines après la naissance (1). Voici les phénomènes qui surviennent : il apparaît, du troisième au quatrième jour, quelquefois plus tard, rarement plus tôt (suivant l'état calorique de l'atmosphère), une petite éminence à l'endroit de la piqûre, puis un bouton à dépression centrale, qui augmente peu à peu d'étendue et de grosseur; du septième au huitième jour, le bouton offre un bourrelet saillant, tendu, déprimé légèrement à son centre, argenté et entouré d'un cercle rouge plus ou moins vif. Alors, si l'on pique ce bouton, il en sort par gouttes, à l'endroit de chaque piqûre, un liquide limpide, diaphane et visqueux, possédant la propriété de faire naître, après avoir été inoculé, des boutons de même nature; du dixième au treizième jour, le gonflement et la rougeur de la peau augmentent, le bouton s'élargit et s'affaisse; enfin, vers le quinzième, la dessiccation commence et s'étend du centre à la circonférence. Il se forme une croûte sèche, cornée et briquetée, jaunâtre ou rougeâtre, qui, dissoute dans un peu d'eau, possède, comme le virus liquide, la propriété de s'inoculer et de donner lieu à une éruption de boutons en tout conforme à celle dont elle provient. Les résultats sont cependant moins certains, et dans le choix il serait préférable, en toute circonstance, de se servir du virus liquide. Lorsque cette croûte est tombée, ce qui a lieu

(1) Rayer, *Dict.* en 15 vol., art. vaccine, t. XV, p. 511.

vers le vingt-cinquième jour, on aperçoit à l'endroit du bouton une cicatrice assez profonde et dont la marque est à jamais ineffaçable.

Il arrive aussi quelquefois que l'éruption produite par l'inoculation ne présente pas les mêmes caractères que ceux dont nous venons de parler. Ainsi, le travail inflammatoire peut commencer le jour même ou le lendemain de l'opération : on remarque une vive rougeur et une légère élévation, qui disparaît habituellement dès la fin du deuxième ou du troisième jour, pour faire place à un bouton qui s'élève en pointe au lieu de présenter une dépression ; comme dans la vraie vaccine, il laisse écouler de lui-même un liquide tantôt opaque et jaunâtre, tantôt séreux ; ces phénomènes accomplis, il se forme une croûte brunâtre, molle et plate, qui se dessèche promptement, tombe vers le sixième ou septième jour ou se renouvelle plusieurs fois. C'est ainsi que l'on reconnaît la fausse vaccine ; elle n'est cependant pas toujours aussi constante dans sa marche et dans sa durée : souvent elle peut présenter les symptômes de la vraie vaccine et être confondue avec elle, ce qui a lieu plus ordinairement qu'on ne le pense ; mais toujours son développement est plus rapide, ses symptômes moins bien dessinés, la suppuration nulleou séreuse et la dessiccation plus prompte.

(1) On inocule presque toujours au bras, sans avoir

---

(1) Un préjugé, aussi absurde que ridicule, existe parmi les différentes classes de la société, et consiste à croire qu'en laissant

égard à la conformation physique du sujet et sans examiner la texture plus ou moins ferme des tissus où l'on pratique la piqûre. Il nous est arrivé quelquefois, surtout chez les enfants lymphatiques et à peau molle, chez lesquels la circulation capillaire et les vaisseaux absorbants agissaient avec lenteur et difficulté, de ne point obtenir d'éruption vaccinale au bras, tandis que nous étions plus heureux en inoculant à la partie interne des cuisses ou tout autre endroit du corps. De tels résultats sont fréquents dans la pratique du médecin vaccinateur, et les hommes de l'art doivent en comprendre les motifs (1).

---

recueillir du vaccin sur le bras des enfants, on les expose à des maladies extrêmement graves. Il faut être bien exigeant pour ne pas comprendre qu'une telle pratique ne peut amener le plus petit accident; qu'en recueillant du virus-vaccin sur le bras d'un enfant, on ne fait que percer les petites vésicules dans lesquelles il est contenu, sans piquer ni toucher en rien le bras et les parties sensibles, c'est-à-dire douées de vie, contiguës au bouton; qu'au contraire, en agissant ainsi, on facilite la dessiccation du bouton, dernière période de l'indisposition occasionnée par l'inoculation, et qu'il n'existe pas, quoi qu'on en dise, de cas où les enfants aient été malades après une semblable opération. Il est à remarquer que ce sont surtout les femmes auxquelles on donne le meilleur ou plutôt le vaccin le plus liquide et le plus clair, qui montrent une persistance tellement opiniâtre, que si l'on ne se modérait un peu, la colère surviendrait souvent et le dépit plus fréquemment encore.

(1) Chez les adultes et les vieillards, il convient quelquefois de combattre la rigidité de la peau par des bains, des lotions ou par l'application d'un cataplasme la veille de l'inoculation vaccinale. Chez les enfants faibles, d'une constitution molle, d'une fibre lâche, il faut, au contraire, frotter la peau avec une serviette un peu rude. On est ainsi parvenu à inoculer le vaccin à des individus sur lesquels on avait déjà pratiqué sans succès plusieurs fois la vaccination.

Nous avons fait quelques recherches microscopiques sur du vaccin pris au bras de différents enfants, d'un tempérament tout-à-fait opposé ; nous en avons recueilli sur des scrofuleux et des rachitiques, sur des enfants malades, et nous n'avons point reconnu de différence saillante entre ces produits de sources variées (1). Il faut ajouter cependant, et dans la crainte d'être au-dessous de la vérité, que l'instrument dont nous nous sommes servi ne grossissait qu'un trentième de fois environ le volume de l'objet, et que peut-être, au moyen d'un instrument d'une plus grande puissance, nous eussions obtenu des résultats différents. Nous continuerons ces recherches, et nous verrons si, au moyen du microscope solaire, grossissant trois cents fois l'objet environ, il existe dans ce liquide quelque différence dans sa composition physique, suivant qu'il ait été recueilli sur des sujets offrant des constitutions différentes ou sous l'influence d'états morbides pouvant entraîner des résultats fâcheux. On comprend facilement de quels secours pourrait être une semblable découverte, car, il ne faut pas se le dissimuler, il n'est pas un de nous, propagateur de la vaccine, qui voulût bien se servir, pour inoculer ses enfants, du virus-vaccin pris sur le bras d'un enfant scrofuleux ou qui parût avoir le germe d'une maladie infectieuse quelconque.

---

(1) Tous présentaient une cristallisation en feuilles de fougère du plus admirable travail. Nous devons ajouter cependant que, dans quelques circonstances, il y avait une différence notable dans la couleur, depuis le blanc nacré presque incolore et bordé de bleu d'azur léger, jusqu'au jaune terne et sale.

Il y a donc des précautions à prendre, lorsqu'on choisit un enfant porteur de virus-vaccin, pour transmettre le bienfait de Rabaud-Pommier sur les bras de quarante ou cinquante autres petits êtres bien forts et bien portants, précautions que quelques auteurs traiteront de ridicules, mais que tout homme qui vaccine ou a vacciné comprendra sans peine.

Il nous est arrivé depuis 1830, laps de temps pendant lequel, en comprenant cette année, nous avons vacciné mille neuf cent cinquante-quatre enfants, d'en rencontrer quelques-uns auxquels la vaccine a changé complètement la constitution. Un fait récent vient, du reste, de se produire à l'appui de ce que j'avance : aux environs d'Angoulême, dans le petit village de T***, je vaccinai un enfant dont la physionomie riante et l'embonpoint annonçaient une bonne santé. Quelques jours après (vingt-six jours plus tard), à la suite d'une fièvre intense, que je regardai alors comme le résultat du travail occasionné par une absorption tardive, il survint à l'articulation humero-cubitale (coude) un gonflement considérable, de la chaleur, de la rougeur, enfin tous les phénomènes d'un travail inflammatoire. Je fis appliquer d'abord quelques cataplasmes de farine de lin, puis des sangsues, puis la compression, moyens qui, contre mon attente, ne produisirent que fort peu d'effet; j'eus recours alors aux vésicatoires, aux fondants de toute sorte, qui n'empêchèrent pas la tumeur de suppurer et un trajet fistuleux de s'établir dans le centre même de l'articulation. Je continuai la médication convenable en pareille occurrence, et ce n'est qu'après des soins assidus et prolongés que je pus obtenir une guérison factice, avec ankilose, car, quelques mois plus tard, l'enfant succomba à une affection de poitrine, que j'attribuai (je l'avoue avec regret, mais en conscience), comme la maladie première, à l'inoculation d'un virus malfaisant (1). D'autres faits semblables, recueillis dans la pratique de mon père, viendraient certainement appuyer cette observation, si je ne craignais d'être accusé de prolixité. Qu'il me suffise d'ajouter que si nous attribuons ces ravages à l'inoculation d'un funeste spécifique, c'est que préalablement nous nous étions enquis de la santé et des maladies antérieures de la famille de la victime, et que les documents recueillis ne pouvaient nous laisser aucun doute sur les causes de la mort.

Il faut donc, je le répète, veiller avec soin à ce que le vaccin dont on se sert soit puisé à bonne source, c'est-à-dire pris sur des enfants sains et bien portants. L'avenir nous apprendra peut-être que nous avions raison ; plaise à Dieu qu'il nous éclaire promptement (2) ! L'inoculation pratiquée, nous croyons utile de signaler quelques abus commis par certaines mères, à l'égard des soins qu'exigent leurs enfants pendant

---

(1) Ou portant avec lui un principe morbifique inappréciable à l'examen immédiat.

(2) La vaccination doit être, autant que possible, pratiquée de bras à bras, c'est-à-dire en prenant le virus-vaccin sur un autre enfant *bien portant* et *de bonne race*, etc., etc.

E. Bouchut, *Path. spéciale de la première enfance, fièv. érup.*, liv. XV, chap. Ier, p. 666.

l'éruption des boutons de vaccine. Ainsi, sans tenir compte des variations atmosphériques, quelques-unes les promènent indifféremment, le matin, à la fraîcheur humide, et, l'après-midi, à l'ardeur d'un soleil brûlant; d'autres, sans réfléchir que la légère opération qui vient de leur être faite doit ou peut produire un trouble général dans leur organisme entier, leur chargent l'estomac de bouillies épaisses ou de pâtisseries plus lourdes encore; le plus grand nombre enfin, sans avoir même la précaution d'éviter le frottement d'un linge rude et grossier sur les pustules enflammées que ces pauvres petits êtres tolèrent quelquefois, sans fatiguer incessamment de leurs cris les oreilles environnantes, laissent à la nature tous les frais du traitement, toutes les charges de la guérison.

De tels abus sont blâmables, et nous ne saurions trop faire pour les renverser : non, il n'est pas indifférent, pendant l'éruption vaccinale, de promener les enfants, indistinctement, à la fraîcheur du matin et à l'ardeur du soleil de midi; non, il n'est pas indifférent de leur donner telle ou telle nourriture; non, il n'est pas indifférent de leur laisser écorcher les bras par une chemise ou une brassière de grosse toile.

Il faut tenir les enfants dans un appartement dont la température soit plutôt trop élevée qu'au-dessous de l'air extérieur, modérer la quantité de leur alimentation et leur faire prendre quelques bains. Si l'inflammation du bras était très considérable, il faudrait y appliquer des cataplasmes émollients, qui suffiraient à calmer la douleur et le gonflement inflammatoire de la peau.

Enfin, dans toutes les circonstances, il est nécessaire d'envelopper chaque bras avec une petite bande de vieux linge fin, recouverte elle-même d'une couche de ouate de l'épaisseur de la main.

Il arrive aussi fréquemment que du virus-vaccin, inoculé en temps opportun et dans toutes les conditions de réussite désirables, ne produit chez quelques individus que des boutons faibles, d'un aspect peu satisfaisant et dont le développement se fait attendre trois ou quatre fois autant de temps qu'il en faut chez d'autres sujets. Comme le dit le docteur Cany (*Réflexions sur la Variole et la Vaccine*): « Est-ce à la dégénérescence du virus qu'il faut attribuer ces résultats? Non certainement. Tous les individus sont-ils donc propres à donner une belle vaccine? De même que les terres d'un même climat ne portent pas toutes également une belle qualité de fruit, et que même quelquefois telle se refuse à en donner d'aucune espèce, de même aussi chaque sujet, à cause du tempérament et de l'idiosyncrasie qui lui sont propres, doit présenter des phénomènes particuliers dans le travail de la vaccination, sans toutefois que cela puisse nuire à la qualité du vaccin, lorsque le bouton parvient à son parfait développement. »

J'ai dit plus haut, relativement aux erreurs et préjugés relatifs à l'inoculation de la vaccine, que quelques personnes prétendaient à tort que la variole n'attaquait qu'une seule fois dans la vie. Cette assertion est aussi fausse que l'opinion de ceux qui veulent que la vaccine préserve pour toujours de cette maladie. Il existe dans la plus petite localité plusieurs exemples (venant à l'appui de ce que j'avance) d'individus qui, ayant été vaccinés, ont eu une, deux et trois fois la petite-vérole confluente, et, fait remarquable, plus grave la dernière que la première et la seconde fois.

Je suis moi-même un exemple de cette dernière classe de faits, et puis raconter quelles souffrances j'ai endurées. C'était au mois de février 1839, époque où j'étais à Paris, étudiant; l'hiver était rigoureux et humide, l'atmosphère chargée de brouillards et ma bourse de fort peu d'écus; j'économisais sur le bois qu'il m'aurait fallu pour me chauffer, et j'endurai ainsi, pendant plusieurs jours de suite, un froid assez intense; quelques jours après, en me réveillant, je me sentis peu disposé à quitter mon lit, et, suivant les conseils d'un de mes jeunes condisciples, je me mis à l'usage d'une tisane légèrement adoucissante. Le lendemain, tous les symptômes caractérisant une éruption cutanée se manifestèrent, et la variole se déclara presque immédiatement. M. Bouillaud, M. de Nonvilliers et mon camarade et ami Sylve Hillairet se succédèrent pour me donner des soins avec une sollicitude et un intérêt dont je leur serai reconnaissant toute la vie. La face fut principalement le siége de l'éruption, qui ne laissa pas un intervalle intact; tous les boutons n'en formaient qu'un et simulaient un masque dans lequel ma figure était littéralement emprisonnée; le reste du corps ne laissait apercevoir que quelques boutons isolés et présentant moins d'irritation que la tête, où semblait s'être localisée la maladie. Je restai ainsi dix-huit jours sans un mieux sensible. Vers le vingt-et-unième jour, la dessiccation commença à s'opérer, et ce n'est qu'après un mois et demi de séjour dans ma chambre qu'il me fut permis de sortir pendant une heure.

J'avais cependant été fort bien vacciné par mon père, dont le caractère médical et la sévérité dans le jugement sont assez connus pour ne point croire qu'en me vaccinant il ait agi à la légère. Le vaccin dont il s'était servi, m'a-t-il raconté depuis, provenait d'un enfant plein de force et de santé, et dont la généalogie médicale lui était parfaitement connue.

« Toutefois, ajoute M. le docteur Cany, malgré cette imperfection, il n'y a pas d'homme doué de bon sens qui ne considère la pratique de la vaccine comme une heureuse innovation, dont les bienfaits sont certifiés par la belle conformation des générations présentes et par l'augmentation considérable de la population, source de toute prospérité dans un pays fertile comme la France. »

Qu'il nous soit permis d'ajouter à ces quelques lignes un document que nous puisons dans la *Revue médicale* d'avril 1828, et venant corroborer l'assertion du docteur Cany; il nous est offert par M. Barray, médecin des épidémies du département du Doubs; il s'est demandé quelle était la mortalité comparée aux naissances dans la ville de Besançon pendant les vingt-cinq années qui ont précédé la découverte de la vaccine, et quelle a été la mortalité comparée aux naissances pendant les vingt-cinq années qui l'ont suivie. Voici quel est son résultat:

De 1777 à 1801, ce qui comprend une période de vingt-cinq années antérieures à la pratique de l'inoculation vaccinale, les naissances se sont élevées, dans la ville de Besançon, à 26,113, et les décès à 26,155 : la mortalité surpassait donc les naissances.

De 1802 à 1826, ce qui comprend une période de vingt-cinq années postérieures à la découverte de Jenner, les naissances ont été de 23,643, et les décès de 22,694 : ici les naissances l'emportent sur la mortalité.

Cette diminution dans la mortalité devient bien plus remarquable lorsqu'on ne prend pour point de comparaison que les vingt premières années de la vie ; en effet, de 1777 à 1801, on trouve que la moitié des individus nés aurait succombé avant d'atteindre l'âge de vingt ans; de 1801 à 1826, les deux cinquièmes seulement, et même moins, ont cessé de vivre à cet âge ; la moitié des individus nés existe encore entre 34 et 35 ans.

De 1777 à 1801, des épidémies de variole ont régné à diverses époques ; les années 1785, 1788, 1789, 1793, 1794, 1795 et surtout 1801, furent remarquables par les ravages de ces épidémies. Dans chacune de ces années désastreuses, la mort a frappé de 600 à 850 sujets encore dans l'enfance.

De 1801 à 1826, malgré les soins apportés à la propagation de la vaccine, la variole s'est manifestée à plusieurs reprises et a trouvé encore de trop nombreuses victimes; cependant la mortalité ne saurait être comparée à ce qu'elle s'était montrée dans les épidémies antérieures à la vaccine ; cette différence a été moins notable en 1814 seulement ; les décès au-dessous de vingt ans s'étant élevés à 530.

Enfin, avant la découverte de la vaccine, le terme moyen des naissances par année, dans la ville de Besançon, était de 1,044, et celui des décès de 1,046 ; depuis l'adoption de cette méthode, le terme moyen des naissances est de 945, et celui des décès de 907.

M. Dorchy, maire de Mareuil-le-Port (Marne), s'étant livré aux mêmes recherches que M. le docteur Barray, est arrivé aux mêmes résultats. « Ainsi, dit-il, dans une période de trente années, de 1765 à 1795, la population s'est élevée, dans la commune, de 500 âmes à 620, et dans une seconde période de trente années encore, mais postérieure à la découverte de la vaccine, cette même population s'est élevée de 620 à 950 individus. »

Ces statistiques diverses, quoique produites par des confrères dont la valeur médicale est au-dessus de toute contestation, m'ont engagé à rechercher, mais par un sentiment personnel de satisfaction de conscience, si, dans la commune où les dix-neuf vingtièmes de mon existence se sont écoulés, je rencontrerais la même variation dans le mouvement ascensionnel de la population. Voici quels sont les résultats que j'ai obtenus :

(*Suit le Tableau d'autre part.*)

MOUVEMENT DE LA POPULATION

DANS LA COMMUNE D'ANGOULÊME,

DE 1790 A 1800,

Epoque antérieure à la découverte de la Vaccine,

ET DE 1807 A 1816,

Epoque où la Vaccine était en pleine vigueur dans notre département.

1790 à 1800.	**1807 à 1816.**
Naissances............ 5,171	Naissances............. 4,770
Décès.................... 5,107	Décès...................... 4,120
Augmentation de la population : 64.	*Augmentation de la population :* 650.
DIFFERENCE............ 586.	

Ces renseignements ont été puisés (1) dans les registres de l'état civil d'Angoulême (2).

Un des résultats plus probants encore en faveur de la vaccine est le rapport du comité de Londres pour l'année 1826 :

Le terme moyen des décès occasionnés par la petite-vérole avant l'introduction de la vaccine dans l'arrondissement de Londres, était annuellement de 4,000 ; aujourd'hui que la population de cet arrondissement se compose de 1,250,000 individus, le terme moyen ne s'élève pas au-delà de 5 à 600. L'année 1825, si remarquable par la durée et la violence d'une épidémie variolique, fait seule une fâcheuse exception ; encore le nom-

(1) Par moi-même et avec la plus scrupuleuse attention.

(2) Je profite de cette occasion pour remercier le chef du bureau de l'état civil, M. Quignon, pour toute la fraternelle obligeance qu'il a mise à me fournir les documents qui m'étaient nécessaires.

bre des décès occasionnés par la variole ne s'est-il élevé qu'à 1,289.

Au commencement du dernier siècle, avant l'introduction de l'inoculation, 45,000 personnes ont succombé dans la même année à une épidémie de petite-vérole.

(Rapp. de l'établiss. nation. pour la vaccine en Angleterre, à lord John Russell, ministre de l'intérieur, 11 février 1839.)

Depuis que cette pratique a commencé, les victimes de la petite-vérole ont été de 500 annuellement; mais, depuis que la vaccine a prévalu, le nombre des morts a décru considérablement, jusqu'à ce qu'enfin il se soit réduit à 200 dans l'année 1837. Dans le courant de l'année qui vient de finir (1838, pendant laquelle la variole a régné épidémiquement), 800 personnes sont mortes de cette maladie, pas plus, en définitive, que la sixième partie du nombre de personnes qui succombaient annuellement pendant l'exercice de l'inoculation, malgré l'augmentation de la population de la métropole et des environs.

Nous sommes convaincus que la vaccination faite sans discernement par des personnes ignorantes et sans titre, qui ne tiennent compte ni des conditions de santé du sujet, ni de la qualité du vaccin, ni des progrès et des caractères de la vésicule, doit être considérée comme la cause principale des échecs fréquents de la vaccination.

Signé Henry Halford, prés. du coll. royal des méd., etc., etc.

« En effet, dit M. le docteur Bernard, MM. les vaccinateurs donneraient-ils trois ou quatre fois l'an le signal de leur arrivée dans les communes, on n'accourrait guère plus, et s'ils allaient offrir leur ministère à domicile à des clients dévoués probablement à leurs confrères, ils ne feraient que compromettre la dignité de leur état, celle qui leur est personnelle, sans concilier plus de faveur à la vaccine. Où serait d'ailleurs le médecin qui se soumettrait à ce rôle? »

(*Gaz. des Hôp.*, 4 juin 1839. — Feuill. sur la vaccinat., etc.)

De semblables résultats parlent assez en faveur de la vaccine pour qu'il soit inutile d'y insister davantage, et quoique tous les enfants vaccinés ne soient pas à tout jamais exempts de la petite-vérole, quoique M. Eymard et je ne sais quel médecin anglais aient dit « que les gouvernements n'avaient pas gagné un seul sujet en protégeant la vaccine, et qu'ils n'avaient aucun intérêt à lui continuer leur tendre sollicitude, » nous dirons que le travail, l'aisance qui en est la conséquence, les progrès de l'hygiène particulière et publique, les mille causes heureuses agissant sur la vie des hommes, jointes au bienfait de la vaccine, ont toutes concouru à l'amélioration de l'espèce humaine, et que si la vaccine ne préserve pas pour toujours de la variole, elle en diminue du moins la gravité, la terminaison funeste.

« Voyez, du reste, dit M. Bousquet (*Revue médicale*, 1828, page 411), l'immense différence qui existe entre ceux que la prévention ou l'insouciance éloigne de la vaccine, et ceux qui en ont ressenti les salutaires effets. Plongés au milieu de l'infection, les premiers paieront leur négligence d'une éruption toujours grave et souvent mortelle; les autres braveront impunément les coups de l'épidémie, ou, s'ils en reçoivent quelque atteinte, ils en seront quittes pour une éruption légère, exempte de fièvre secondaire, de peu de durée, et généralement si bénigne que beaucoup de médecins doutent encore qu'elle ait jamais fait une victime. »

« Ne soyons donc pas plus difficiles que Jenner, ajoute le même auteur, et convenons avec lui que si la vaccine n'éteint pas sans retour, chez tous les individus, la disposition à la variole, les cas contraires sont excessivement rares, que ce sont là des exceptions, et qu'il n'y a que la malveillance ou la plus aveugle prévention qui puisse s'en prévaloir pour rabaisser une découverte qui fera à jamais la gloire de son auteur et la consolation de l'humanité. »

Ce point de science et de pratique mis aujourd'hui hors de toutes contestations, « la première vaccination, » on a dû nécessairement, s'il est vrai que son action n'a qu'un effet temporaire, « autre résultat acquis par l'observation, » se poser les deux questions suivantes, c'est-à-dire se demander : A quelle cause attribuer cette nouvelle disposition de notre individu à contracter la petite-vérole, et quelle époque assigner approximativement pour se faire inoculer de nouveau, et se mettre ainsi, pour quelque temps encore, à l'abri de ses coups?

De nombreuses recherches ont donc été faites par tout ce que l'Europe renferme de corps savants; la divergence de leurs opinions, la lutte curieuse mais sans bénéfice qu'ils ont soutenue pendant près d'un demi-siècle, prouve malheureusement le peu de succès qu'ils ont obtenu et l'insuffisance de leurs explications.

Voici, du reste, quelques-uns des résultats auxquels ils sont arrivés :

Les uns ont attribué la petite-vérole bénigne ou confluente après vaccination à la dégénérescence du virus inoculé;

Les autres, à l'inefficacité du bienfait de Rabaud-Pommier;

Quelques-uns à ce que l'éruption vaccinale avait été mal pratiquée, etc., etc., etc.... (1).

Pour nous, qui nous sommes également et sérieusement occupé de cet intéressant et curieux problème, nous pensons après nos devanciers, et plus heureusement qu'eux peut-être, que l'apparition variolique, après l'inoculation du virus-vaccin, tient à deux causes inhérentes à notre nature et d'une simplicité telle, qu'il

---

(1) Je ne puis comprendre comment MM. Gauthier de Claubry, Emery, Bandelocque, Moreau, Bégin, plus de cent soixante-dix-neuf médecins et onze comités de vaccine se soient, en 1841, déclarés contraires aux revaccinations, du moins comme mesure générale, donnant pour mauvaises raisons que cette pratique, en montrant le peu de foi que la médecine ajoute à la vaccine, ébranlerait la confiance du peuple et le détournerait de ce moyen, auquel on a eu déjà tant de peine à le forcer de se soumettre.

nous sera excessivement facile d'en fournir l'explication à nos lecteurs (1).

Pour arriver à ce but, en premier lieu, j'ouvre Buffon (*Hist. natur. de l'Homme*, p. 202), et je trouve, sur l'accroissement successif des enfants, les données suivantes : il prend pour exemple un jeune homme de la plus belle venue, né le 11 avril 1759, et qui avait, au moment de sa naissance, 1 pied 7 pouces.

A six mois, c'est-à-dire le 11 octobre suivant, il avait 2 pieds. Ainsi, son accroissement, depuis la naissance dans les premiers six mois, a été de 5 pouces.

A un an, c'est-à-dire le 11 avril 1760, il avait 2 pieds 3 pouces. Ainsi, son accroissement, pendant le second semestre, a été de 3 pouces.

---

(1) Il est bien entendu que je suppose, avant de discuter : 1° que les sujets dont il sera fait ici mention auront été vigoureusement vaccinés, c'est-à-dire que les boutons résultant de l'inoculation rabaudienne auront parcouru les périodes propres à la vraie vaccine ; 2° qu'il s'est écoulé un laps de temps moral, c'est-à-dire de deux à trois ans au moins, entre la vaccination et l'apparition de la picote (si elle a lieu). Notre théorie se trouverait, sans cela, anéantie par quelques exemples assez fréquents dans la pratique ; je veux parler des cas où, quinze à vingt jours après l'opération vaccinale, on voit apparaître soit une varioloïde, soit quelquefois une variole confluente. Dans cette dernière classe de faits, nul doute ne peut être admis; quant à leur explication, l'intoxication miasmatique de la variole avait produit son effet avant l'inoculation des enfants atteints; elle était, au moment de l'opération, à l'état d'incubation, n'attendant qu'une cause déterminante pour se manifester, cause que nous trouvons suffisante dans la fièvre légère produite par l'introduction du spécifique dans l'économie et par le trouble général qu'elle doit y occasionner.

A dix-huit mois, c'est-à-dire le 11 octobre 1760, il avait 2 pieds 6 pouces. Ainsi, il avait augmenté, dans le troisième semestre, de 3 pouces.

A deux ans, c'est-à-dire le 11 avril 1761, il avait 2 pieds 9 pouces 3 lignes.

Et, par conséquent, il avait augmenté, dans le quatrième semestre, de 3 pouces 3 lignes, etc., etc., etc.

Il poursuit ainsi son observation jusqu'à ce que son sujet ait atteint l'âge de dix-sept ans quatre mois quatre jours, c'est-à-dire le 11 novembre 1776, époque où il avait alors 5 pieds 9 pouces.

L'histoire de la médecine fait mention d'un enfant de Falaise, en Normandie, qui, n'étant pas plus gros ni plus grand qu'un enfant ordinaire en naissant, avait grandi d'un demi-pied chaque année jusqu'à l'âge de quatre ans, où il était parvenu à 3 pieds 1/2 de hauteur.

Sans rechercher d'autres exemples d'accroissement de volume et de grandeur, on nous permettra, je l'espère, d'ajouter que, du moment qu'il y a accroissement en volume, il doit nécessairement, dans l'espèce, y avoir augmentation en poids.

Ceci admis, je prendrai l'enfant de Buffon, qui, au moment de sa naissance, avait, dit-il, 1 pied 7 pouces, et dont le poids devait être environ de huit livres ou quatre kilogrammes; je l'inoculerai avec du plus pur vaccin, et j'attendrai l'année suivante. Le terme arrivé, mon enfant a grandi de 8 pouces et s'est proportionnellement augmenté, en poids, de deux kilogrammes et une fraction. Si je me transporte encore, et par la raison, aux termes du problème, c'est-à-dire au moment où l'enfant est devenu jeune homme, à dix-sept ans, et si Buffon affirme qu'à cet âge il soit arrivé à la hauteur de 5 pieds 9 pouces, il doit peser au moins quatre-vingts kilogrammes, c'est-à-dire vingt fois plus que le jour où il vint au monde; qu'est alors devenu le fluide-vaccin dont j'ai imprégné les quatre premiers kilogrammes de matière, et comment s'est-il réparti dans l'économie au fur et à mesure de l'accroissement successif du poids et du volume de l'enfant? Ce fluide, comme tous ceux de sa nature, a dû, transporté par la lymphe ou par le sang, se prêter à l'élasticité des tissus, s'étendre de proche en proche, se diviser et se subdiviser à l'infini, jusqu'à ce que, des pieds à la tête, l'enfant de dix-sept ans eût, dans chacune des molécules de son être, la centième partie d'une molécule de virus pour le préserver des attaques de la variole.

Ce raisonnement, s'il n'avait pour résultat que l'argument que je viens d'avancer, c'est-à-dire de prouver la divisibilité, et, par conséquent, l'affaiblissement du vaccin, me paraîtrait peu sérieux quoique d'une certaine valeur; mais pour effacer toute difficulté et pour bien rendre compte de ce que je voulais faire accepter, j'ajouterai que l'augmentation de poids et de volume, résultat de la *sécrétion*, jointe à l'explication de la fonction adverse, l'*excrétion*, rendra claire et précise, je l'espère, la question que j'ai entreprise de vider.

Cette seconde fonction, inhérente et inséparable de la première, consiste, en sens inverse de son acolyte, à rejeter au dehors de l'économie les matières qui lui sont inutiles et dont la présence lui deviendrait nuisible ; de telle sorte qu'il y a constamment entre elles opposition d'action, c'est-à-dire que si l'une édifie, l'autre démolit, et que si, jusqu'à quarante ans environ, l'une travaille et produit beaucoup plus que l'autre, de quarante ans à la fin de la carrière, l'autre brise et détruit constamment sans rien ou presque rien exiger de son compagnon de servage.

Après cette double et importante définition, et revenant aux quatre kilogrammes de substances que nous avons imprégnées de virus-vaccin au moment de la naissance, que trouverons-nous ?

D'un côté, il y a eu augmentation de volume et de poids, et, par conséquent, affaiblissement par division du coupox ; de l'autre, il y a eu dépérissement proportionnel mais réel, élimination constante, élimination telle, qu'après un temps donné, l'individu premier (les quatre kilogrammes de matière) s'est complètement transformé, c'est-à-dire entièrement renouvelé, mais atôme par atôme et si lentement que cette transformation a été imperceptible et sans changements de forme ; transformation telle, que les quatre kilogrammes primitifs, ceux qui avaient été saturés de vaccin au moment de la naissance, ont été complètement expulsés pour faire place à de nouveaux matériaux fraîchement et lentement élaborés, mais tout-à-fait privés de coupox, et, par conséquent, dans toutes les conditions favorables pour contracter la variole (1).

Ces phénomènes physiologiques, tout imaginaires et surprenants qu'ils puissent paraître à des yeux vulgaires, n'en sont pas moins des faits acquis à la science, des faits de raison ; et la raison, comme dit un érudit écrivain, ne consiste pas à maintenir habilement une hypothèse et à tirer d'un principe toutes les conséquences possibles : elle se montre bien plutôt dans l'art d'examiner la nature de cette hypothèse et du principe que l'on pose comme point de départ.

N'admettra-t-on pas encore, et pour en terminer avec l'explication des motifs venant commander impérieusement la nécessité des revaccinations, n'admettra-t-on pas, dis-je, en supposant que le sujet ne fût pas entièrement renouvelé et qu'il possédât encore quelques atô-

---

(1) Le corps vivant perd continuellement ses parties intégrantes, qu'une multitude de causes entraîne sans cesse hors de lui ; plusieurs de ses organes sont incessamment occupés à en séparer des liqueurs qui sortent chargées des débris de la substance, usée par l'action réunie de l'air et du calorique, les frottements intérieurs, agitée par un mouvement pulsatoire qui en détache les molécules.

Semblable au navire des *Argonautes*, si souvent séparé pendant le cours d'une longue et périlleuse navigation, qu'il ne conservait, à son retour, aucune pièce de sa construction première, la machine animale se détruit sans cesse, et, considérée à deux époques différentes de sa durée, elle ne contient pas une seule des mêmes molécules.

Les parties les plus dures, les plus faites pour résister longtemps à la destruction, sont dans un mouvement continuel de décomposition et de recomposition.

RICHERAND, *Physiologie*, t. I, p. 443.

mes préservateurs de vaccin inhérents à son économie, une espèce de lutte entre la faible quantité de virus renfermé en lui et l'action délétère de la variole si elle venait à le battre en brèche (1).

Des faits nombreux viennent à l'appui de cet argument; je ne vois guère de meilleure explication à donner aux épidémies de variole, légères souvent et graves quelquefois.

La nécessité des revaccinations étant donc admise et, selon nous, hors de toute argumentation, il nous reste à chercher quelle est l'époque assignée pour pratiquer de nouveau l'opération de la vaccine. D'après les calculs acquis à la science sur le temps nécessaire à notre machine humaine pour se transformer complètement, nous pensons que la seconde vaccination devrait avoir lieu à sept ans, la troisième à vingt-et-un ans et la quatrième enfin à quarante ans.

Nul inconvénient, et pour la vaccine et pour la personne vaccinée, dit M. Boffinet (*Réflexions sur les doubles Vaccinations,* 1828), ne s'oppose à ce qu'on réitère cette opération. Une légère piqûre et l'éruption de quelques boutons, lorsqu'ils se développent, sont peu de chose, sous le rapport de la douleur, pour être balancées

(1) « Toutes les règles de la médecine, a dit le divin vieillard, doivent être le résultat de l'expérience dirigée par le raisonnement, et jamais d'une suite de conséquences, quelque probables qu'elles puissent être. C'est par cette voie seulement que l'esprit s'élève à la vérité, tandis que toutes les fois que les raisonnements ne sont pas un enchaînement de sensations, mais seulement une suite de suppositions vraisemblables, on tombe dans des jugements d'une fabuleuse conséquence. »

avec les avantages de cette nouvelle opération, avantages qui, quoique encore problématiques, n'en doivent pas moins, d'après les effets connus de la vaccine, être sentis par les personnes à même d'apprécier les bienfaits de cette précieuse découverte.

Quoiqu'on ait avancé que le moyen d'ennuyer était de tout dire, nous nous permettrons encore quelques observations relatives à la propagation de la vaccine et aux améliorations indispensables qu'il serait utile d'apporter dans le mode employé jusqu'à ce jour pour en communiquer les bienfaits.

Il n'est pas un vaccinateur, je le répète, qui ne se soit aperçu avec quelle répugnance les habitants de nos campagnes soumettent leurs enfants à la pratique de la vaccine, et de quels arguments il faut se servir pour obtenir d'eux un consentement à cette si légère opération.

Chaque année, comme je l'ai dit plus haut, il est voté par les conseils généraux une somme plus ou moins élevée, suivant l'étendue, la population et la richesse des localités, pour récompenser les propagateurs de la vaccine. On n'ignore pas non plus que cette somme, d'habitude fort minime, satisfait si peu les médecins qui la perçoivent (Dieu seul sait les peines et les fatigues qu'ils endurent), qu'il en est un très petit nombre qui soient réellement désireux de conserver, après une ou deux années d'exercice, le titre de médecin-vaccinateur et les charges qu'il comporte. Nous en connaissons, pour notre part, plusieurs dans ce cas et qu'il ne nous serait nullement difficile de nommer.... au besoin.

D'après un calcul à peu près certain et prenant une moyenne entre les années 1844 et 1845, chaque vaccination a rapporté au propagateur du fluide-vaccin de 30 à 35 centimes par enfant. (Département de la Charente.)

D'après un autre calcul presqu'aussi exact que le précédent, il nous a été facile de constater que le médecin-vaccinateur, en remplissant consciencieusement ses fonctions, ne pouvait vacciner par jour que 60 enfants environ, ce qui fait 360 piqûres, car il est d'usage de placer 6 boutons à chaque enfant, 3 à chaque bras. Je suppose, en second lieu, une ville de dix-huit à vingt mille âmes, ses faubourgs et ses pourtours à une lieue environnante; il naît chaque année 960 enfants. Ce chiffre est pris au hasard et comme terme de comparaison. D'après la supposition exagérée de 60 vaccinations par jour, il faudrait donc 16 jours pour opérer 960 enfants, c'est-à-dire 16 dimanches, et, par conséquent, 16 semaines ou près de 4 mois, attendu que vous n'aurez pas un sujet à vacciner si vous ne choisissez pas le dimanche pour votre opération, seul jour où, comme vous le savez, la plus grande partie de la population a du temps à perdre, c'est-à-dire à se reposer, admettant encore que la saison soit continuellement tiède et belle, ce qui n'a jamais ou rarement lieu, et supposant tous les chefs de famille dans les meilleures dispositions, ce qui est aussi incroyable que l'hypothèse précédente.

Avec de tels chiffres et l'opportunité de vacciner pendant les beaux jours, sans quoi peu ou point de chances de réussite, et n'accordant que 10 malades à chacun des médecins-vaccinateurs, nous arrivons à conclure qu'il est impossible que le service soit fait tel qu'il devrait l'être, qu'il existe des abus que nous ne signalerons pas, mais contre lesquels nous appelons la surveillance des comités de vaccine, et qu'enfin s'il existe tant d'exemples de petite-vérole chez les individus prétendus bien et artistement vaccinés, c'est qu'il n'a pas été possible au médecin opérateur de surveiller la marche et l'éruption des boutons qu'il a appliqués.

Ne serait-il pas convenable de modifier immédiatement un état de choses aussi grave, et n'arriverait-on pas à une solution plus heureuse en réorganisant cette institution bâtarde et vicieuse dans ses conséquences, quoique admirable en principe, c'est-à-dire en suivant la marche que je vais essayer d'indiquer? Je voudrais qu'il n'y eût plus de médecins ayant le titre spécial de médecins-vaccinateurs, parce que pour la plupart ils regardent, ainsi que je l'ai dit plus haut, cette fonction comme tout-à-fait accessoire et dépendant de leur plus ou moins grande quantité de malades : — parce que, suivant la hausse ou la baisse des clients, ils en négligent ou abandonnent entièrement les charges ; — parce que, dans quelques contrées de l'Asie-Mineure, où une semblable organisation est en vigueur, il est quelques disciples du Coran et d'Esculape qui trafiquent des priviléges accordés au titre d'envoyé du sultan.

Voilà des faits pénibles à dévoiler, mais qui sont d'une exacte vérité. Quel est la cause de cette plaie? Quel remède lui appliquer?

La cause, vous la trouverez sans peine dans le gousset du praticien, dans la prime accordée à titre d'encouragement au propagateur du bienfait de Jenner; vous la trouverez sur le registre des recettes et dépenses du médecin de ville comme du médecin de campagne.

Le remède, il est aussi simple que facile à préparer, et l'ordonnance des plus aisées à formuler : ainsi ayez une ferme volonté, l'appui de quelques bons conseils, un peu de hardiesse, enfin une bonne plume, et faites un nouveau plan d'organisation des bureaux de vaccine.

Si nous demandons qu'il n'y ait plus de médecins ayant le titre de médecins-vaccinateurs, ce n'est pas seulement pour les motifs énoncés plus haut, mais encore parce qu'il nous a été facile de constater que loin d'être, ainsi qu'on s'est plu à le dire, d'une utilité indispensable, loin de propager et d'étendre le bienfait jennérin, ils y portaient quelquefois obstacle et l'empêchaient de fructifier, en ce que quelques parents, des familles entières, toute une contrée souvent s'étant naturellement placée sous la sauvegarde, sous la responsabilité toute morale d'un médecin qui, par de longues épreuves et de pénibles labeurs, s'est acquis une réputation méritée, ne veulent pas accepter ou accueillent très difficilement un médecin étranger, venant de je ne sais où pour vacciner leurs enfants, ayant pour tout garant de la confiance générale le titre de médecin-vaccinateur *du canton !*

De pareilles susceptibilités, quoique souvent exagérées, n'en sont pas moins basées sur certaines craintes sérieuses et sur certaines idées de prudence qui méritent d'être respectées.

Ainsi d'où vient le virus que le médecin-vaccinateur apporte dans ses tubes et sous ses plaques de verre? Peut-il en garantir les qualités? Peut-il affirmer que ce fluide qu'il transporte d'une contrée où les conditions atmosphériques et locales sont humides et fiévreuses, ne changera pas la constitution d'un enfant né, nourri et élevé dans un pays sec, aride et chaud? Peut-il, sans crainte de faillir à sa conscience, promettre l'inocuité de son spécifique et prédire les conséquences de son inoculation? Non ! une pareille conduite mériterait plus que le blâme, et nous ne pouvons croire à cette violation des lois physiologiques acquises; nous ne pouvons croire à un tel oubli des premiers préceptes d'hygiène, surtout de la part de nos confrères, docteurs en médecine, tous ou presque tous hommes réfléchis et éclairés.

Nous savons bien que quelques doctrinaires ont annoncé que le virus-vaccin, quelle que soit la source d'où il provenait, quelles que soient la saison, les conditions de santé, les mille et une prédispositions insaisissables et particulières aux constitutions, était un et infaillible venant d'un scrofuleux ou d'un podagre, d'un lépreux ou d'un vénérien, d'un fruit gâté ou d'un fruit sain, et qu'il pouvait être inoculé sans crainte, ne pouvant transmettre par lui-même que le même mal dont il provenait.

A toutes ces belles divagations, quelque nombreux

que soient leurs partisans, nous répondrons que l'expérience, cette conseilleuse si véridique et si positive, nous a enseigné à nous méfier des théories, quelque ingénieuses qu'elles semblent au premier aspect, surtout lorsqu'elles ne s'appuient pas sur des faits nombreux et bien suivis. Nous répondrons que, loin de partager l'opinion que nous venons d'énoncer, nous sommes plus porté à croire que le virus-vaccin n'ayant pas été suffisamment étudié, du moins quant à ses propriétés malfaisantes, et nous trouvant dans le doute à son égard, il serait pour nous au moins rationnel de choisir.

On n'ignore pas sans doute que pour vacciner 60 enfants, il faut au moins 20 tubes ou plaques de vaccin, et que pour posséder 20 tubes de ce virus, il a fallu écorcher les boutons de quelques enfants dont la constitution n'était pas des plus saines, ou pour le moins suspecte. Cela se fait tous les jours en plein soleil, et ces abus sont d'une si haute importance à nos yeux, que nous ne craignons pas de prédire à la vaccine, si son procédé reste le même, non pas un succès croissant, mais une décadence à peu près complète. Puis n'avons-nous donc, je le répète, aucun compte à tenir du changement de lieu? Ce virus que le vaccinateur transporte quelquefois d'un pays humide et fiévreux dans un autre sec et aride, ne peut-il pas agir d'une manière défavorable sur l'enfant de ces dernières contrées? Ce sont autant d'études sérieuses auxquelles nous nous livrerons avec persévérance, en continuant nos travaux sur le coupox, et dont les résultats seront peut-être connus un jour ; mais il faudrait que tout médecin-vaccinateur prît alors en considération sa position morale vis-à-vis des familles qui le consultent, pénétré de cette vérité, qu'il serait non-seulement plus avantageux, mais encore plus rassurant pour les parents, que chaque médecin dans sa clientelle fût seul appelé à pratiquer la vaccine.

« M'accorderez-vous, dit le docteur Bernard (*Gazette des Hôpitaux*, 4 juin 1839, lettre de son confrère Piffard sur les vaccinations par mission particulière et par mission générale), que, sur une population disséminée dans 12 ou 15 communes, des médecins également disséminés doivent avoir plus d'action qu'un seul d'entre eux, celui-là fût-il revêtu du titre quatre fois plus sonore que celui de vaccinateur cantonal? Vous me l'accorderez, à moins qu'en votre faveur les unités deviennent des dizaines. » Plus loin : « Quel est le mieux à même de vacciner les pauvres, ou du médecin de qui les pauvres sont connus et de qui ils reçoivent, en cas de maladie, des soins de charité, ou de celui dont le séjour dans une commune ne se prolonge pour ainsi dire pas au-delà du son de la trompe qui a annoncé son arrivée ? Laissons celui à qui il appartient légitimement retirer l'honneur de la vaccine gratuite, et n'attachons pas au gratuit une idée exagérée de séduction (1). »

Il aurait, en premier lieu, intérêt à ce que le vaccin fût d'une qualité aussi irréprochable que possible; secondement, il surveillerait par lui-même la marche de l'éruption; troisièmement, il obtiendrait sans peine

(1) Cette légère opération est, du reste, portée au tarif des médecins d'Angoulême comme faisant partie de la petite chirurgie.

des familles dont il a su mériter la confiance, qu'ils soumissent sans répugnance et sans crainte leurs enfants à l'inoculation vaccinale.

Quant aux fonds votés par les conseils généraux et destinés à récompenser les propagateurs de la vaccine, je voudrais non pas qu'ils fussent répartis, ainsi que le demandait le docteur Delafond (*Echo de la Charente*, 26 juillet 1843), entre chaque médecin-vaccinateur et proportionnellement au nombre de vaccinations qu'il aurait faites chaque année (1), mais qu'ils fussent versés entre les mains de l'autorité supérieure, qui en disposerait ainsi :

Chaque année, tout médecin exerçant serait tenu de fournir une liste exacte des vaccinations qu'il aurait faites; les nom, prénoms, sexe, âge et demeure de chaque enfant vacciné y seraient établis ; cette liste, approuvée et paraphée par l'autorité locale, étant remise aux bureaux de l'administration du comité de vaccine, le préfet enverrait immédiatement au maire de chaque commune, et sur la présentation de la liste, un mandat ou une somme de tant, au moins équivalente à celle

---

(1) Laissez donc les malades à leurs médecins, en imposant à ces derniers la simple et légère obligation de vacciner gratis tous les enfants des familles par lesquelles ils sont appelés ; ce ne serait pas une innovation à introduire dans notre gouvernement médical, attendu qu'il est beaucoup de médecins qui font depuis nombre d'années ce que je conseille aujourd'hui comme mesure générale. De cette manière, les vaccinations seraient surveillées, les fausses vaccines moins communes, les insuccès moins fréquents et le véritable but de la propagation vaccinale atteint jusqu'à ses dernières limites.

dont il disposait en faveur des vaccinateurs titularisés. Il faudrait encore que cette somme fût telle, qu'on pût déverser au moins 50 centimes entre les mains de chaque chef de famille par tête d'enfant qu'il aurait fait vacciner; de cette manière, les abus journaliers qui ont lieu dans la pratique vaccinale disparaîtraient, je le crois, entièrement, ou s'ils persistaient encore, serait-il plus facile de les découvrir pour les combattre. Quant au motif d'intérêt que je signale pour détruire ou dissimuler l'aversion prononcée des habitants de nos campagnes pour le bienfait de Rabaud-Pommier, il n'est personne qui puisse en méconnaître l'opportunité et qui ne voie dans ce nouveau mode d'organisation, sinon l'espoir d'une réussite complète, du moins une grande chance de succès. Je voudrais aussi que nul enfant ne fût admis dans les classes élémentaires chez les instituteurs des campagnes, dans aucune maison comme serviteur, à moins qu'il ne fournît rigoureusement un certificat de vaccine (1).

Cette proposition, toute pertubatrice qu'elle semble paraître, ne l'est cependant pas, loin de là ; il ne s'agirait, si l'on veut, que de conserver l'organisation telle qu'elle est, d'expérimenter celle que je propose, et le terme de comparaison servirait de base pour adopter ou rejeter l'innovation.

Comme le dit avec raison M. Richerand dans un

(1) Cette mesure, quoique adoptée déjà dans les grandes administrations, n'est, je le sais, dans les conditions secondaires, qu'à l'état de lettre écrite, sans application et sans surveillance.

passage que j'ai déjà cité, relativement aux préjugés attachés à la propagation du virus-vaccin et à ceux qui en sont aveuglés : « Vous en serez moins écoutés que si vous leur montriez une route certaine pour gagner la plus petite somme ; annoncez à l'un d'entre eux une semblable découverte, vous les verrez tous se précipiter, etc., etc. »

Ces quelques paroles d'un homme aussi célèbre et aussi digne de foi en matière d'études physiologiques, nous serviront peut-être, en cette circonstance, pour convaincre et rassurer ceux qu'une puérilité surannée ou l'esprit d'inamovibilité gouverne quand même.

> Plura quidem mandare tibi siquœris, habebam :
> Sed vereor tardœ causa fuisse morœ.
> Quod si, quœ subeunt, tecum liber, omnia ferres,
> Sarcina laturo magna futurus eras.
> Longa via est; propera :
>
> *Élégies* d'Ovide I, liv. Ier,
> pendant son exil.

Errata. — A la page 13, 21e ligne, au lieu de : L'opération *pratiquée,* ce qui se fait habituellement pendant les beaux jours, quoiqu'il soit indifférent *de vacciner*, etc., lisez :

L'opération *décidée,* ce qui se fait habituellement pendant les beaux jours, quoiqu'il soit indifférent *d'inoculer*, etc.

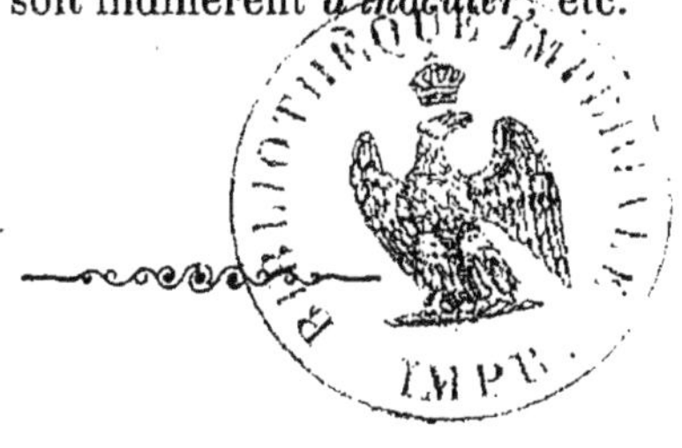

www.ingramcontent.com/pod-product-compliance
Ingram Content Group UK Ltd.
Pitfield, Milton Keynes, MK11 3LW, UK
UKHW020353250726
13967UKWH00005B/2258

9 782012 981713